AF296592

CONTRIBUTION

A L'ÉTUDE

DES LÉSIONS RÉNALES

CONSÉCUTIVES A LA RÉTENTION D'URINE

ET DES

ACCIDENTS PROVOQUÉS PAR CES LÉSIONS

Par le Dʳ HEYDENREICH

AGRÉGÉ A LA FACULTÉ DE MÉDECINE DE NANCY.

Lorsque nous nous trouvons en présence d'un malade, atteint depuis longtemps d'une des affections qui comptent la rétention d'urine au nombre de leurs symptômes, il est rare que les reins aient été épargnés et présentent leur structure normale. Cependant, malgré l'extrême fréquence de ces lésions rénales, nous n'avons pas encore de notions bien précises sur l'importance qui s'y attache, sur les accidents dont elles sont la source, sur les indications thérapeutiques qu'elles comportent.

En abordant ce sujet, nous n'avons pas la prétention de trancher cette question si obscure. Notre seul but est de résumer l'état actuel de la science en cette matière, de réunir des faits épars, et d'essayer de jeter un peu de jour sur un des problèmes les plus difficiles de la chirurgie.

Nous étudierons d'abord le mécanisme qui préside au développement des lésions du rein, dans les cas où il y a rétention d'urine. Puis, après avoir passé en revue les différentes formes, que revêtent ces altérations, nous décrirons les accidents qui semblent s'y rattacher, et nous terminerons en recherchant les conséquences pratiques qui dérivent de cette étude, et l'enseignement que peut y puiser le clinicien.

Pathogénie.

La rétention d'urine reconnaît deux sortes de causes essentiellement différentes : une perte de contractilité plus ou moins complète de la vessie, et un obstacle s'opposant à l'émission de l'urine. Mais, tandis que dans le premier cas le malade peut d'ordinaire uriner par regorgement, c'est dans le second cas surtout que l'on observe les degrés extrêmes de rétention d'urine : les rétrécissements de l'urèthre et l'hypertrophie de la prostate ont la part principale dans l'étiologie de ces accidents.

La vessie, obligée de lutter contre un obstacle, s'hypertrophie d'abord, et parvient à en triompher. Mais peu à peu elle ne se vide plus que d'une façon incomplète, à mesure que l'obstacle devient plus grand. Enfin, elle se laisse distendre passivement, jusqu'au point où la pression du liquide devient suffisante pour forcer le passage et expulser quelques gouttes d'urine : le malade urine alors par regorgement. Dans les cas où la rétention d'urine ne reconnaît d'autre cause qu'un défaut de contractilité de la vessie, celle-ci se laisse distendre dès le début, sans passer par la période d'hypertrophie.

Lorsque cet état est constitué, la vessie, distendue d'une façon permanente, ne peut plus recevoir qu'avec peine le liquide qui s'écoule incessamment par les uretères ; l'urine ne tarde pas à s'accumuler dans ces conduits, et ceux-ci se dilatent, au point d'acquérir quelquefois un volume presque égal à celui de l'intestin grêle. Enfin, le trajet oblique de l'uretère à travers les parois vésicales devient rectiligne, et la disposition valvulaire, que l'on observait en ce point, fait place à une libre communication entre la vessie et l'uretère. Rien ne s'oppose dès lors à ce que les bassinets et les calices soient eux-mêmes distendus par l'urine, et à ce que la pression de ce liquide s'exerce directement à la surface du rein.

Voilà donc un premier fait acquis. Lorsque la rétention d'urine atteint un haut degré, le rein est comprimé par le liquide au niveau des pyramides de Malpighi : les conséquences de ce phénomène sont, tout à la fois, une pression excentrique exercée sur l'organe sécréteur de l'urine et un obstacle opposé au libre écoulement de celle-ci par les canalicules urinifères.

Mais ce n'est pas tout. L'urine qui se trouve ainsi en contact avec le rein n'est pas d'ordinaire une urine normale, c'est la plupart du temps une urine alcaline et profondément altérée. Quelle est la nature de cette altération ? Et sous quelle influence se produit-elle ?

Lorsque l'urine est abandonnée dans un vase, l'urée, en se combinant avec l'eau, se transforme en carbonate d'ammoniaque. La même transformation est susceptible de s'accomplir dans la vessie, mais dans certaines conditions particulières. Faut-il l'attribuer à l'action d'un ferment spécial ? N'est-elle pas due plutôt au contact prolongé de l'urine avec une muqueuse enflammée, altérée, desquamée, et avec ses produits de désagrégation, muco-pus, sang, épithélium ? Quoi qu'il en soit, la stagnation à elle seule ne suffit pas pour amener la décomposition; témoin ces vieillards, qui ne vident pas leur vessie depuis des années, et dont l'urine est limpide et acide. Mais il est certain que les conditions favorables à cette transformation chimique accompagnent fréquemment la rétention d'urine, sans que nous puissions, d'ailleurs, nous prononcer d'une façon absolue sur leur nature.

L'urine, une fois devenue ammoniacale, jouit de propriétés irritantes : d'une part, elle entretient par elle-même la cystite, qui, au début, a été la cause de sa décomposition; d'autre part, cette action irritante se fait sentir sur le rein, qui lui aussi est en contact direct avec l'urine altérée.

En résumé, si nous étudions l'influence que la rétention d'urine peut avoir sur le rein, nous voyons qu'il faut tenir compte de deux facteurs principaux : la *pression exercée par l'urine à la surface du rein* et l'*irritation provoquée par la décomposition de ce liquide*. Chacun de ces deux facteurs peut exister isolément : il arrive, en effet, que l'urine, tout en s'accumulant dans la vessie et les uretères, garde ses propriétés normales. D'un autre côté, les modifications qu'elle subit dans la vessie peuvent avoir leur contre-coup sur le rein, sans que les uretères soient nécessairement distendus par le liquide. N'oublions pas, en effet, que l'inflammation vésicale, pour peu qu'elle soit violente, se propagera facilement par continuité de tissus le long des uretères, et atteindra le rein.

Faut-il faire intervenir d'autres éléments encore ? M. Mercier fait remarquer que, toutes les fois qu'il existe de l'irritation à l'extrémité d'un canal excréteur, la glande d'où part ce canal participe à l'excitation et sécrète plus abondamment. D'après ce chirurgien, la sécrétion rénale se trouve soumise à cette loi. S'agit-il alors d'une irritation fugace, comme celle que le cathétérisme détermine sur l'urèthre et le col de la vessie ? L'hypersécrétion du rein ne subsiste que quelques jours. S'agit-il au contraire d'une irritation prolongée, due, par exemple, au contact permanent d'une urine altérée avec les parois vésicales malades ? Le rein sera le siége d'une hypersécrétion prolongée.

Cette *action réflexe*, sous l'influence de laquelle on voit se modifier la sécrétion rénale, est-elle susceptible d'avoir des conséquences plus graves ? Peut-elle, indépendamment de toute autre cause, déterminer des altérations inflammatoires du rein ? Dans l'état actuel de la science, il ne nous semble pas possible de résoudre encore cette question. Nous nous contenterons de dire que le fait est possible, sans être démontré.

Quoi qu'il en soit, il ne suffit pas de considérer ces diverses conditions locales : dans certains cas, en effet, l'*influence de l'état général* ne saurait être mise en doute. On sait que la vessie saine est rebelle à l'absorption ; mais il n'en est plus de même de la vessie malade, et les produits de décomposition de l'urine peuvent être portés alors dans le torrent circulatoire. En même temps, les reins, sous la pression qu'ils subissent au niveau des calices, ne sont pas en état d'accomplir leurs fonctions normales, et les matériaux qu'ils sont chargés d'éliminer s'accumulent dans le sang.

Dans l'un de ces deux cas comme dans l'autre, qu'il s'agisse de l'absorption par la muqueuse vésicale malade, ou de la rétention des produits que le rein devrait éliminer, la conséquence est une accumulation dans le sang de matériaux nuisibles et même toxiques, qui ne tardent pas à altérer gravement l'économie. Nous n'avons pas à insister sur les divers symptômes que produit un semblable état. Mais il est certain que cette intoxication générale ne pourra avoir qu'un retentissement fâcheux sur le rein, déjà profondément modifié par le trouble qu'apportent à son fonctionnement les conditions locales.

On peut juger, par ce court aperçu, combien la question est complexe. Nous nous trouvons en présence d'une série de circonstances qui ajoutent leurs effets pour conduire toutes au même résultat : l'altération du rein.

Voyons maintenant sous quel aspect se présentent à nous ces lésions rénales, quelles sont les différentes formes qu'elles revêtent.

Anatomie pathologique.

Les processus pathologiques qui envahissent le rein dans les conditions précédemment étudiées, affectent la forme chronique ou la forme aiguë. Cette dernière, cependant, ne se rencontre guère que comme une complication ou une terminaison de la première, ou encore à la suite d'une inflammation aiguë du réservoir vésical. En l'absence de celle-ci, les altérations rénales sont généralement à marche chronique.

C'est sous forme de *néphrite interstitielle*, de *sclérose du rein*, qu'elles s'offrent à nous; ou plutôt il s'agit, dans ce cas, d'une variété particulière de néphrite interstitielle, se généralisant à tout le rein, mais se distinguant par un certain nombre de caractères spéciaux. Cette variété a été désignée par quelques auteurs sous le nom de *néphrite interstitielle diffuse consécutive*, qui exprime tout à la fois sa forme anatomique et son origine. Il est plus simple d'emprunter aux Anglais le terme de *rein chirurgical*, en y ajoutant l'épithète *chronique*, pour distinguer cette néphrite de la forme aiguë dont nous aurons à parler ensuite, et à laquelle, en Angleterre, on attache spécialement le nom de rein chirurgical.

Au début de cette altération, les reins présentent une coloration plus foncée, qui fait place bientôt à un état de pâleur qui va s'accentuant peu à peu; le parenchyme prend ensuite une teinte jaunâtre, plus marquée au niveau de la substance corticale, et devient le siége d'une induration uniforme, progressive. A mesure que la lésion avance, le parenchyme rénal diminue de volume, présente une surface lisse, de coloration blanchâtre ou jaunâtre, quelquefois violacée par places ou semée d'étoiles vasculaires. Sa consistance est ferme et résistante; sa surface de section lisse et brillante; la capsule fibreuse n'adhère que rarement, et il n'est pas fréquent de rencontrer des kystes.

En général, la séparation des deux substances est moins accusée que dans la néphrite interstitielle ordinaire, parce que les pyramides prennent part à l'altération. On observe une dilatation des calices, du bassinet et des uretères, et par conséquent un certain degré d'hydronéphrose concomitante. D'ailleurs les deux reins sont très-inégalement affectés, et il peut arriver que l'un d'eux soit gravement atteint, tandis que l'autre est le siége d'une hypertrophie compensatrice.

A l'examen histologique, l'aspect de cette néphrite est caractéristique. Ainsi que le fait remarquer M. Lancereaux (1), à qui nous empruntons cette description, elle débute par les pyramides, c'est-à-dire par les tubes droits et les anses de Henle, et s'étend sous forme de languettes, qui s'enfoncent en ligne droite vers la couche corticale. La lésion consiste en une formation de petits éléments ronds, ou cellules embryonnaires, qui s'accumulent entre les canaux des pyramides, puis entre les tubes contournés, et se transforment peu à peu, ainsi que la paroi du tube, en un tissu conjonctif définitif.

A ce moment, la substance du rein subit un retrait et diminue de volume. Les épithéliums, sous l'influence de cette compression, subissent une altération granulo-graisseuse ou colloïde, pouvant aller jusqu'à la destruction complète. Les glomérules finissent par présenter aussi une diminution de volume, étouffés par le tissu inflammatoire. Quant aux vaisseaux, ils se rétrécissent, en même temps que leurs parois s'épaississent.

En résumé, si l'on compare ce processus à celui de la néphrite interstitielle ordinaire, on remarque que l'altération anatomique est la même dans les deux cas, mais qu'elle est distribuée dans l'organe d'une façon différente, et suit une autre évolution. En effet, au lieu de cette inégale répartition des lésions, qui dans la néphrite interstitielle primitive est la cause des granulations, on observe dans le rein chirurgical chronique une répartition égale, due aux conditions particulières qui président à la naissance de la maladie. Pour le même motif, dans ce dernier cas, l'évolution est centrifuge, c'est-à-dire que l'altération débute par les pyramides et ne s'étend qu'ensuite à la substance corticale ; au contraire, dans le rein contracté l'évolution est centripète, marchant de la substance corticale vers la substance médullaire.

Ces modifications du tissu rénal, que de nombreuses autopsies ont permis de constater, peuvent être produites expérimentalement. M. Charcot (2), après avoir lié l'uretère d'un cobaye, a trouvé au bout de quinze jours le rein augmenté de volume, le bassinet distendu, la substance corticale moins épaisse. L'examen histologique a démontré que les gros canaux collecteurs étaient dilatés, et leur épithélium aplati et comme refoulé excentriquement. En même temps, le tissu conjonctif intertubulaire était accru d'épais-

(1) Lancereaux, article *Rein,* in *Dict. encyclopéd.,* t. III, 3e série, p. 22:.
(2) Charcot et Gombault, in *Progrès médical,* 1878, p. 80.

seur et infiltré d'éléments embryonnaires plus nombreux qu'à
l'état normal. Dans la région du labyrinthe, les lésions étaient
plus prononcées encore : on remarquait nettement une exubé-
rance du tissu conjonctif interstitiel avec ses deux variétés fibreuse
et embryonnaire, par places même de petits amas de leucocytes,
vrais abcès microscopiques. Les tubes contournés étaient atro-
phiés, et, au lieu de l'épithélium granuleux et obscur qui les
tapisse normalement, ils présentaient de petites cellules cubiques
et aplaties formant un revêtement régulier.

Il s'agissait, en résumé, des lésions de la néphrite interstitielle,
avec cette différence que les gros vaisseaux n'étaient pas atteints
d'endartérite, et que les petits capillaires seuls avaient leurs parois
embryonnaires. D'autre part, les tubes urinifères étaient distendus,
et la capsule de Bowmann transformée en une sorte de petit kyste
microscopique, sans irritation du glomérule.

Les conditions dans lesquelles se sont placés MM. Charcot et
Gombault ne reproduisent pas d'une façon tout à fait exacte ce
qui se passe dans la rétention d'urine. Dans celle-ci, en effet,
l'écoulement de l'urine à travers l'uretère n'est pas complétement
supprimé, il n'est que rendu plus difficile ; par contre, il est vrai,
dans les expériences que nous citons, l'un des reins restant intact
peut suppléer, dans une certaine mesure, à l'insuffisance de la
sécrétion de son congénère.

MM. Rendu et Regnard (1) ont essayé de créer des conditions
expérimentales plus voisines de la réalité, en entourant l'uretère
d'un chien d'un anneau de caoutchouc assez peu serré pour ne
pas amener l'oblitération totale de ce conduit. Mais le gonflement
résultant du traumatisme a produit les mêmes effets qu'une liga-
ture complète de l'uretère, et il s'est fait une néphrite interstitielle aiguë, allant sur certains points jusqu'à la suppuration.

Ainsi qu'on le voit, dans ces diverses expériences nous n'avons
plus affaire à une lésion rénale purement chronique : l'inflammation devient aiguë, et il suffit, pour cela, d'un obstacle prolongé à
l'écoulement de l'urine, sans qu'il y ait trace de suppuration dans
la vessie. On est même en droit de se demander si, étant données
les conditions des expériences, l'urine est altérée dans sa compo-
sition.

Évidemment (les faits le prouvent de la façon la plus nette),

(1) H. RENDU, *Étude comparative des néphrites chroniques*. Thèse d'agrégation,
Paris, 1878, p. 86.

chaque fois que la vessie sera le siége d'une inflammation suppurative, la néphrite qui résultera de cette altération tendra de même vers la suppuration et évoluera presque fatalement de cette façon.

La décomposition ammoniacale de l'urine sera également une cause qui favorisera puissamment le passage de la néphrite chronique à l'état aigu. Mais ces conditions sont-elles indispensables pour que la rétention d'urine soit suivie de suppuration du rein ? Nous ne le pensons pas.

M. Lancereaux, qui attribue la décomposition de l'urine et la suppuration des voies urinaires aux vibrions et aux bactéries que l'on trouve alors dans l'urine, pense que ces vibrioniens envahissent de proche en proche les uretères, les bassinets, les calices et la substance rénale, et produisent les abcès des reins. Il se base sur ce fait que les foyers purulents du rein contiennent de petits bâtonnets analogues aux vibrions de l'urine qui a subi la décomposition ammoniacale.

Mais il est à remarquer que la présence de ces vibrions dans les abcès rénaux est loin d'être constante. Dans un cas de carcinome primitif de la vessie, avec dilatation des uretères, M. Chambard (1) n'a trouvé de microphytes ni dans le pus des abcès que présentaient les reins, ni dans l'urine, en quantité suffisante pour légitimer l'hypothèse d'une origine parasitaire. M. Charcot a constaté positivement l'absence de bactéries dans un cas d'abcès miliaires du rein, développés chez une femme atteinte de cancer du col de l'utérus avec dilatation des uretères.

Il est donc impossible d'admettre l'opinion de M. Lancereaux. Dans la rétention d'urine, les reins peuvent être le siége d'une suppuration, en l'absence de tous parasites, comme le prouvent les faits précédents. Ils peuvent suppurer encore, en l'absence de toute inflammation propagée depuis la vessie : en effet, dans l'observation de M. Chambard, l'uretère et les calices n'étaient le siége que de lésions insignifiantes, et les expériences de MM. Charcot et Gombault nous amènent à la même conclusion.

Ces expériences nous conduisent à admettre que la pression de l'urine sur le rein peut, à elle seule, provoquer la formation d'abcès dans cet organe, pour peu qu'elle soit assez forte et qu'elle persiste un temps suffisant. L'altération de l'urine est certainement un facteur important, mais qui ne semble pas indis-

(1) *Bulletins de la Société anatomique de Paris*, 1876, p. 340.

pensable, si nous nous en rapportons aux résultats expérimen-
taux.

Par contre, il est incontestable que l'état général du malade joue
un grand rôle. Par ce seul fait qu'il y a rétention prolongée
d'urine, les produits excrémentitiels destinés à être éliminés par
les reins sont retenus dans le sang, altèrent l'économie, prédis-
posent les points faibles aux inflammations suppuratives. Dès lors,
il n'y a pas lieu de s'étonner si, dans ces conditions, les reins sont
le siége d'un travail de suppuration.

Jetons maintenant un coup d'œil sur l'aspect que présentent les
reins lorsqu'ils sont envahis par cette inflammation aiguë.

D'habitude, les deux reins sont affectés simultanément et de la
même manière, bien que l'altération puisse être plus avancée
d'un côté que de l'autre. Ils sont volumineux, tuméfiés, mous et
friables ; la capsule est injectée, et on ne peut la décoller sans
entraîner en quelques points des lambeaux de substance corticale. En d'autres endroits, cette substance offre une surface lisse,
parfois inégale et déprimée, parsemée de taches brunes ou noires,
de plaques polygonales et étoilées, de coloration violacée, et cir-
conscrivant de petits abcès miliaires que l'on a comparés à des
pustules varioliques.

Sur une coupe de l'organe, la substance corticale qui, d'ailleurs,
se confond plus ou moins avec la substance médullaire, est gon-
flée, fortement injectée. On y remarque des stries brunâtres ou
des taches hémorrhagiques, au centre desquelles apparaissent de
petits points jaunâtres, qui ne sont autre chose que des foyers
purulents en voie d'évolution. Les foyers, disséminés dans toute
la substance corticale, ont depuis le volume d'une tête d'épingle
jusqu'à la grosseur d'un pois ; le parenchyme intermédiaire est
friable, d'une couleur variant du rouge au jaune. Dans la substance tubuleuse des pyramides, qui est rouge et injectée, on
aperçoit aussi des stries blanchâtres, indice d'une suppuration
diffuse occupant surtout le trajet des veines. Les tubes droits
sont dilatés, et les vaisseaux sont parfois bouchés par de petits
caillots.

Le pus, dont on constate la présence dans le rein, n'occupe pas
la cavité des tubes urinifères, mais bien le tissu interstitiel ;
cependant, la suppuration envahit souvent les tubes droits, et la
pression sur les papilles fait sourdre alors une goutte d'urine
fortement colorée par le pus. Bien que les abcès aient une grande

tendance à rester isolés les uns des autres, ils peuvent se réunir dans certains cas et former une masse purulente, qui figurera une petite caverne. Quelquefois ils se rompent, et viennent s'ouvrir dans l'atmosphère cellulo-adipeuse du rein ; plus rarement, ils se vident soit dans le bassinet, soit dans les organes voisins.

Notons d'ailleurs que le tissu cellulaire périnéphrétique est parfois notablement altéré : le rein se trouve plongé alors dans une masse très-épaisse, souvent assez molle, d'autres fois dure et d'aspect lardacé. Dans ce cas, elle adhère en certains points à la capsule fibreuse, et se trouve parsemée de petits abcès miliaires, qui peuvent être indépendants de ceux du rein ; on a même trouvé le pus collecté sous forme de vrai phlegmon périnéphrétique.

La muqueuse des calices et du bassinet est teintée de rouge ou même couverte en partie d'un liquide purulent. Le bassinet peut se trouver très-distendu par le pus ; et sa muqueuse est quelquefois végétante, tomenteuse, couverte de bourgeons charnus vascularisés et de villosités qui flottent lorsqu'on les examine sous l'eau.

Les uretères présentent des lésions analogues, et la vessie est la plupart du temps profondément altérée. Cependant, il est des cas où la muqueuse de ces organes, surtout celle des uretères, des bassinets et des calices, est à peine modifiée ; et d'autre part, on peut trouver les reins à peu près intacts avec de graves lésions vésicales.

Nous ne ferons que citer le catarrhe des voies digestives, principalement de l'estomac et du gros intestin, qui accompagne assez souvent la variété de néphrite suppurative que nous étudions.

Ces lésions rénales, que nous venons de décrire rapidement, et qui correspondent à une forme de la maladie plus aiguë que la néphrite interstitielle, avaient été indiquées par Rayer sous le nom de *pyélo-néphrite.* Plus récemment les Anglais ont appelé cette affection *rein chirurgical,* et cette dénomination a été généralement adoptée. Nous nous servirons du terme de *rein chirurgical aigu,* pour distinguer cette forme de celle que nous avons nommée *rein chirurgical chronique.*

Nous avons dit un mot déjà des organismes inférieurs que l'on trouve souvent dans les abcès rénaux, et qui, pour M. Lancereaux, seraient la cause originelle des altérations du rein. Klebs, qui avait émis déjà la même opinion, avait créé le terme de *néphrite parasitaire,* pour désigner cette variété. Pour lui, les particules infectieuses, parties de la vessie ou du bassinet, remonteraient dans la substance corticale du rein par les tubes urinifères, et leur présence y déterminerait l'irritation des cellules épithéliales, leur dégénérescence granulo-graisseuse et la sortie de cellules lymphatiques, soit dans les tubes urinifères, soit dans le tissu conjonctif du rein. Ainsi que nous l'avons dit plus haut, ce processus, qui est admissible dans un certain nombre de cas, ne nous semble pas soutenable dans d'autres. Aussi croyons-nous qu'il n'y a pas lieu de conserver ce nom de néphrite parasitaire, qui très-probablement n'indique qu'un épiphénomène, une complication, susceptible de faire défaut.

Ainsi qu'il ressort de la description précédente, le rein chirurgical, dans sa forme aiguë comme dans sa forme chronique, s'accompagne fréquemment d'un certain degré de refoulement excentrique du tissu rénal, en d'autres termes, d'un certain degré d'*hydronéphrose.* Toutefois, l'affection du rein que l'on décrit plus spécialement sous ce nom, et qui donne lieu à la formation d'une tumeur considérable, ne s'observe pas d'ordinaire à la suite des rétentions d'urine, dont l'obstacle siége au-dessous de la vessie. L'hydronéphrose est la plupart du temps unilatérale; lorsqu'elle est indépendante d'une malformation congénitale, elle est due à la compression ou à l'obstruction de l'un des uretères ou de tous les deux à la fois; mais elle ne compte pas au nombre des accidents que nous étudions plus spécialement ici.

Nous ne nous arrêterons pas plus longuement à ces détails d'anatomie pathologique, pour passer à l'étude des troubles que provoque le rein chirurgical, et des signes qui permettent de reconnaître l'existence de ces lésions.

Symptomatologie.

La *néphrite interstitielle,* indépendante des affections des voies urinaires, est essentiellement insidieuse à son début, à tel point que souvent les symptômes, qui éveillent tout d'abord l'attention du malade et du médecin, sont ceux de l'hypertrophie concomitante du cœur.

Or, si l'on se reporte aux néphrites interstitielles consécutives aux affections des voies urinaires, on remarque qu'elles évoluent sans provoquer presque de retentissement sur le cœur. L'hypertrophie cardiaque a été rencontrée, il est vrai, par divers auteurs, Roth, Friedreich, Exchaquet ; il n'en est pas moins certain qu'elle manque dans la majorité des cas.

La conséquence de ce fait, c'est que les complications rénales, que nous étudions, peuvent plutôt être soupçonnées que reconnues, du moins dans leur forme chronique et à leur origine. Dans le cas où un seul rein se trouve atteint et où son congénère s'hypertrophie, il n'existe pas d'ailleurs de désordre appréciable de la santé.

Si les deux reins sont pris, la quantité d'urine rendue dans les 24 heures est souvent modifiée, tantôt augmentée, quelquefois au contraire diminuée d'une manière plus ou moins notable. D'autre part, ce liquide est souvent trouble au moment de son émission; indépendamment de quelques éléments étrangers au rein, tels que cellules épithéliales de la vessie, etc., on peut y trouver des leucocytes en assez grande abondance et parfois des débris granuleux de l'épithélium rénal. La présence de l'albumine n'est pas habituelle au début, elle ne se rencontre dans l'urine qu'au bout d'un certain temps et en faible proportion seulement.

Les quelques symptômes que nous venons d'énumérer, symptômes éminemment inconstants, sont pendant longtemps seuls à dénoter l'altération rénale. Si l'on songe que le malade présente en outre une rétention d'urine, souvent compliquée de lésions inflammatoires du côté de la vessie, on comprend combien il est difficile de démêler, au milieu de cette symptomatologie complexe, quels sont les troubles imputables au rein.

Lorsque, chez un malade, des difficultés de la miction sont survenues depuis quelques années déjà, lorsque ces difficultés se sont accentuées de plus en plus, et surtout lorsque l'état de plénitude de la vessie est habituel, le chirurgien devra soupçonner l'existence d'une néphrite interstitielle. Si alors l'examen des urines donne des résultats négatifs, il ne pourra avoir que de simples présomptions. Si, au contraire, les urines contiennent de l'albumine ou quelques cylindres provenant du rein, ces présomptions deviendront presque une certitude. Il importe de s'assurer que l'urine ne renferme pas de globules de pus; ceux-ci, en effet, pourraient provenir de la muqueuse vésicale et être la cause unique de la présence de l'albumine.

Cette première phase de la néphrite interstitielle, dont la durée est d'ordinaire de plusieurs années, peut être divisée en deux périodes : une *période préalbuminurique* et une *période albumi-nurique*. La première ne peut être que soupçonnée ; dans la seconde, au contraire, le malade présente des symptômes qui permettent un diagnostic probable. Toutefois, cette succession des deux périodes est loin d'être aussi nette qu'on serait tenté de le croire : l'albumine peut manquer dans les urines, alors que l'altération rénale est déjà assez avancée.

Quoi qu'il en soit, au bout d'un temps essentiellement variable, la scène change tout à coup, et l'on se trouve en face d'une troisième période, *période urémique.*

De même qu'il existe des différences profondes, au point de vue symptomatique, entre la néphrite interstitielle spontanée et la sclérose rénale consécutive aux maladies des voies urinaires, de même les complications urémiques sont essentiellement dissemblables dans ces deux affections. Quelle est la raison de ce phénomène ? Faut-il la rechercher dans l'absorption des produits de décomposition de l'urine, qui se fait par la muqueuse vésicale malade, dans la plupart des cas de rétention d'urine prolongée ? Nous n'oserions nous prononcer sur ce point.

M. Sée (1) a exposé, dans les lignes suivantes, les différences que présentent le tableau de l'urémie lente et celui de l'ammoniémie (c'est ainsi qu'il nomme l'urémie consécutive à la rétention d'urine).

« Les urémiques, dit-il, sont sujets aux vomissements, à la diarrhée et aux troubles respiratoires ; leur langue et leur bouche sont habituellement humides et nettes, la peau est souple, sans odeur spéciale. Point de fièvre, nulle perturbation dans les actes de la circulation. Mais chez eux la vue s'altère, les forces s'affaiblissent, des phénomènes comateux ou convulsifs se manifestent, l'intelligence s'obscurcit et s'éteint.

« Rien de semblable chez les ammoniémiques. Ici, peu ou point de vomissements, de la constipation au lieu de diarrhée. La langue est aride, couverte souvent d'un enduit fuligineux ; les muqueuses de la bouche, du larynx, du nez et des yeux se dessèchent et prennent un aspect parcheminé ; la peau devient terne et grisâtre ; elle répand, ainsi que l'haleine, une odeur urineuse ou ammoniacale prononcée. La respiration est intacte, mais la

(1) *Gazette hebdomadaire,* 1ᵉʳ janv. 1869.

circulation se trouble, des frissons surviennent, la fièvre dite urineuse s'allume, les tissus et les organes s'atrophient, l'amaigrissement se prononce de plus en plus, et les malades prennent un tel aspect cachectique qu'ils paraissent atteints de quelque lésion organique. Enfin, chez ces sujets, à l'inverse de ce que l'on remarque chez les urémiques, l'intelligence reste saine et conserve souvent toute sa lucidité jusqu'au dernier moment. »

Bornons-nous pour l'instant à cet aperçu rapide sur la marche et les symptômes du rein chirurgical chronique, et voyons sous quelle physionomie se présente à nous le *rein chirurgical aigu*.

Les accidents provoqués par cette affection peuvent varier, à leur début, suivant qu'elle succède à la précédente ou qu'elle survient d'emblée, et selon les troubles occasionnés par la maladie première. Nous sommes obligé de faire abstraction de la fréquence des mictions et des douleurs vésicales, symptômes ordinairement dus à la cystite concomitante. Mais nous signalerons le début fréquent par des douleurs lombaires et surtout par un frisson.

Ce frisson, d'intensité variable, tantôt unique, tantôt se reproduisant avec régularité, est d'habitude suivi d'une fièvre continue et à paroxysmes. En même temps, les douleurs accusées par les malades à la région lombaire sont sourdes, profondes ; elles peuvent être limitées à la région des reins, ou au contraire s'irradier vers les régions hépatique et splénique et le long des uretères ; quelquefois spontanées, elles sont facilement éveillées par la palpation du rein, et sont généralement plus vives à la partie postérieure du flanc qu'à sa partie antérieure.

Les urines, notablement diminuées dans leur quantité, sont troubles et fétides ; on y trouve du pus, des vibrions, des bactéries, parfois du sang et de l'albumine. Mais il est difficile de déterminer la part qui revient au rein dans la production de ces matières et de ces organismes ; l'inflammation de la vessie y joue certainement un rôle très-important.

Dans le rein chirurgical aigu, l'état général s'altère rapidement : l'appétit se perd, le malade est pris de dégoût pour tout aliment azoté. La soif est vive, et la langue, d'abord couverte d'un enduit jaunâtre, et rouge à la pointe, ne tarde pas à devenir sèche, lisse et brillante. L'arrière-gorge offre le même aspect, et celui-ci s'étend même aux fosses nasales, aux conjonctives et à la muqueuse laryngée : d'où l'enrouement et l'aphonie que l'on observe quelquefois.

Il est exceptionnel que les sujets soient pris d'attaques convulsives, mais il n'est pas rare qu'ils présentent des vomissements et de la diarrhée. Enfin, il se constitue une sorte d'état typhoïde accompagné d'une fièvre continue rémittente.

Alors la prostration et la faiblesse deviennent de plus en plus grandes et permettent à peine au malade de se mouvoir dans son lit. Le patient est anxieux, sa physionomie s'altère ; il exhale une odeur ammoniacale fétide ; sa peau est sèche, terreuse, l'amaigrissement fait des progrès rapides. A ces symptômes il faut ajouter l'insomnie et souvent de l'incohérence dans les idées et du délire.

La terminaison habituelle est la mort, si l'art n'intervient pas en temps voulu. Mais, tandis que la néphrite suppurative, consécutive à une opération pratiquée sur les voies urinaires, a quelquefois une marche excessivement rapide, accompagnée de frissons violents, et emportant le sujet en très-peu de jours ; la durée est ordinairement plus longue, lorsque la cause première de la maladie est simplement un obstacle à la libre émission des urines, par exemple une hypertrophie de la prostate, compliquée la plupart du temps d'une suppuration de la muqueuse vésicale. La néphrite se prolonge alors pendant plusieurs semaines.

Nous avons pris comme types de description les cas extrêmes à marche chronique et à marche aiguë. Mais il ne faut pas perdre de vue que, dans la pratique, à la suite de rétention d'urine prolongée, l'on se trouve le plus habituellement en présence de cas intermédiaires. Les lésions anatomiques sont d'abord celles de la néphrite interstitielle ; puis, au bout d'un certain temps, de petits abcès se forment, mais cette suppuration est limitée à une partie du rein.

Par suite de cette évolution, le début de la lésion rénale est insidieux ; ses symptômes sont masqués facilement par ceux des altérations premières survenues du côté des voies urinaires. Au bout d'un certain temps, le malade se plaint de douleurs siégeant à la région lombaire ou à l'hypogastre. Ses fonctions digestives s'altèrent, sa bouche devient sèche, la fièvre s'allume ; enfin, il prend un aspect typhoïde manifeste.

Cette phase terminale est sensiblement la même dans les diverses variétés du rein chirurgical. Lorsque l'affection aboutit à la mort, on peut observer parfois, à côté d'une adynamie très-prononcée, des phénomènes ataxiques, des soubresauts de tendons, de la carphologie, du subdélirium, enfin des complications inflam-matoires de la glande parotide.

Toutefois les malades, arrivés à la période urémique, ne sont pas fatalement condamnés. S'il s'agit, par exemple, d'un rétrécissement de l'urèthre susceptible de guérison, et si l'on peut lever l'obstacle à l'émission de l'urine, il n'est pas rare d'observer une amélioration progressive des symptômes et un retour à la santé. Mais les sujets porteurs d'une semblable affection sont toujours exposés à une récidive de la maladie première et, par conséquent, des accidents rénaux.

S'il s'agit d'une hypertrophie de la prostate, à laquelle on ne peut opposer qu'un traitement palliatif, il arrivera que les troubles généraux passent par des alternatives d'améliorations et de rechutes jusqu'au moment où le malade se trouvera emporté par eux.

Pour que la guérison soit possible, il est indispensable, d'une part, que les accidents n'aient pas atteint un degré extrême, d'autre part, que la néphrite soit chronique, ou tout au moins subaiguë. Il est vrai que, même lorsque la suppuration se produit, les abcès de petites dimensions peuvent subir la transformation caséeuse, tandis que les abcès plus volumineux sont susceptibles de se vider, soit dans le bassinet, soit dans les intestins, soit à l'extérieur par ulcération des téguments, soit encore dans les bronches par un trajet plus complexe. La guérison est donc possible dans ces différents cas, mais ceux-ci constituent une rare exception. En général, la néphrite franchement aiguë succédant à une rétention d'urine est rapidement mortelle.

Dans l'ensemble symptomatique que l'on observe, avec certaines variantes, dans la seconde phase du rein chirurgical chronique et dans la forme aiguë, il est deux points sur lesquels nous ajouterons quelques détails : ce sont les *troubles digestifs* et la *fièvre.*

Les *troubles digestifs* ne semblent pas dus exclusivement aux altérations du parenchyme rénal. Nous avons fait remarquer déjà que l'estomac et le gros intestin présentaient fréquemment, dans le cas de néphrite suppurative, des lésions inflammatoires catarrhales ; il faut ajouter l'influence exercée par la résorption des produits de décomposition de l'urine à travers la muqueuse vésicale altérée. De cet ensemble de causes résultent, du côté des voies digestives, des troubles qui se manifestent par les symptômes suivants :

Le sujet maigrit, il perd l'appétit, tandis qu'il est tourmenté au contraire par une soif vive. Des altérations importantes ne tardent pas à se déclarer dans la bouche : la langue est recouverte d'un enduit d'abord blanchâtre, saburral, persistant ; bientôt l'épithélium se desquame, et la muqueuse linguale prend une coloration rouge foncé, comme dans la fièvre scarlatine. Plus tard, elle devient sèche, fuligineuse, et se fendille.

A ce moment, les mouvements de la langue sont difficiles, la parole et la déglutition des aliments solides sont gênées, la soif devient de plus en plus vive ; la salive est rare, acide ; souvent on voit apparaître le muguet, qui envahit rapidement le voile du palais et le pharynx. Enfin, les malades éprouvent un véritable dégoût pour les aliments et en particulier pour le pain et la viande.

Souvent, sans présenter les symptômes que nous venons de décrire, les malades se plaignent simplement de troubles dyspeptiques. Ils ont de l'inappétence, des pesanteurs stomacales, des digestions difficiles, des éructations, du ballonnement du ventre.

La constipation est la règle dans le rein chirurgical, mais elle peut faire place, à certains moments, à une diarrhée abondante, et celle-ci est parfois si profuse, à une période avancée de la maladie, que le patient est sans cesse souillé par ses matières. Dans quelques cas, la diarrhée se présente dès le début, et est alors remarquablement rebelle.

Il est un autre symptôme, quelquefois précoce, mais qui d'habitude ne fait son apparition qu'assez tard et uniquement dans les cas aigus : je veux parler des vomissements. D'abord alimentaires, puis bilieux, glaireux, ils sont parfois incoercibles, et peuvent disparaître tout à coup pour reparaître d'une façon imprévue.

Ajoutons que M. Guyon a observé des migraines, dont la seule cause était une rétention incomplète d'urine due à un rétrécissement, et qui disparurent à la suite de la guérison de ce dernier (1).

Il nous reste à parler de la *fièvre* dans ses rapports avec les complications rénales des maladies des voies urinaires.

La fièvre urémique, d'une façon générale, se présente sous deux aspects différents : une forme aiguë et une forme lente.

La première procède par *grands accès*, assez semblables à ceux de la fièvre intermittente paludéenne, avec les trois stades de frisson, de chaleur et de sueur. Cependant le premier stade s'accom-

___

(1) A. JEAN, *De la Rétention incomplète d'urine*. Thèse de Paris, p. 82. 1879.

pagne fréquemment de vomissements, et les urines sont rares ou mêmes supprimées pendant le second stade, qui est le plus souvent très-court. D'après Thompson, si l'anurie se prolonge un certain temps, plus de 24 heures par exemple, la mort est presque toujours la terminaison de l'accès. Ces accès peuvent se répéter, mais on observe constamment une très-grande irrégularité, soit dans leur durée, soit dans les intervalles qui les séparent, et d'ordinaire la température ne descend pas jusqu'à la normale entre deux accès consécutifs. Ainsi que nous l'avons dit plus haut, le malade peut succomber dans le cours d'un grand accès.

La seconde forme de la fièvre urémique revêt le *type continu rémittent*. Moins effrayante dans son aspect, mais plus funeste dans ses résultats, cette forme, à marche plus lente, à tournure plus insidieuse, survient tantôt d'emblée, tantôt après les grands accès. Souvent les symptômes subjectifs de la fièvre font défaut, mais le pouls a une certaine fréquence, la température monte un peu le soir, et elle reste même le matin au-dessus du chiffre normal. En même temps, le malade maigrit, il a peu d'appétit, se plaint de nausées, parfois de vomissements; ses yeux sont brillants, sa langue et sa peau sont sèches. Dans les cas intenses, ces symptômes sont entrecoupés de temps en temps par un accès.

Lorsque l'issue de cette fièvre à forme lente doit être funeste, on voit survenir quelquefois des suppurations, soit dans le voisinage des organes malades, soit à distance. D'autres fois, la fièvre continue simplement son évolution ; le malade présente de la diarrhée, des fuliginosités de la langue et des symptômes cérébraux, tels qu'un délire tranquille et de la carphologie, et il meurt avec un abaissement de température relatif ou même absolu et un pouls très-fréquent et filiforme. Dans les cas compliqués, la température atteint un chiffre très-élevé pendant les derniers moments. Il faut ajouter que le pronostic est d'autant plus sérieux que l'âge du sujet est plus avancé.

Tandis que les formes graves de la fièvre urémique à type continu rémittent se présentent à nous avec tout ce cortége symptomatique, la maladie, dans sa forme la plus atténuée, n'attire nullement l'attention, et n'est appréciable qu'au thermomètre.

La forme aiguë et la forme lente sont d'ailleurs susceptibles toutes deux de se compliquer d'*accidents phlegmasiques* particuliers, qui constituent, non pas une troisième forme, mais des symptômes rares venant s'ajouter à ceux que nous avons signalés. Ces complications, décrites par Civiale et par Velpeau, ont une grande gravité : exceptionnelles dans la forme lente proprement dite, elles ne s'observent guère que chez des malades ayant présenté de grands accès, et atteints d'une fièvre à type continu rémittent. Ce sont tantôt des phlegmasies des muscles ou du tissu cellulaire ; et alors ils se forme des collections contenant, au lieu de pus, une sérosité louche très-abondante, qui se reproduit rapidement et dégage une odeur repoussante ou ammoniacale. D'autres fois, il s'agit d'inflammations articulaires aboutissant souvent à la suppuration.

Quelle est la nature de la fièvre urémique ? C'est là une question qui a donné lieu à des discussions nombreuses, et qui aujourd'hui encore est loin d'être résolue. Sans entrer dans le détail des opinions émises à ce sujet, opinions presque aussi nombreuses que les auteurs qui se sont occupés de la question, on peut les ranger en trois groupes.

La théorie, qui compte le plus de partisans, est certainement celle qui attribue la fièvre à l'absorption de l'urine ; c'est à elle que se rattachent Velpeau, Civiale, Maisonneuve, Sédillot, Gosselin, Reliquet. Ces auteurs varient d'ailleurs sur le mode de l'absorption, celle-ci pouvant se faire soit par la surface vésicale altérée, soit par une plaie, comme cela a lieu à la suite d'une opération ; d'autre part, l'urine absorbée peut être normale ou plus ou moins altérée.

Un deuxième groupe de chirurgiens, et en particulier Reybard, Bonnet et Bron, rattachent les accidents fébriles, soit à la douleur, soit à la perturbation provoquée par le contact des instruments avec la muqueuse uréthrale. C'est, en somme, admettre une action réflexe sous une forme ou sous une autre.

Enfin, plus récemment, une nouvelle explication a été proposée, et l'on a rattaché la fièvre aux lésions rénales qui viennent compliquer les affections des voies urinaires. Cette opinion a été soutenue, avec quelques divergences individuelles, par MM. Verneuil (1), Dolbeau (2) et Guyon, qui attribuent aux maladies du rein une part plus ou moins prédominante dans la production de la fièvre. Elle est défendue de même, d'une façon plus

(1) *Moniteur des hôpitaux*. 1856.

(2) Dolbeau, *Traité de la pierre*. Paris, 1864.

ou moins exclusive, dans plusieurs thèses passées à la Faculté de médecine de Paris par MM. Malherbe (1), Girard (2), Lapeyronie (3) et Zambianchi (4).

Nous ne pouvons entrer ici dans la discussion détaillée de ces diverses théories ; on trouvera sur ce point tous les renseignements désirables dans les travaux que nous citons. Cependant, examinons brièvement les faits, et voyons à quelle conclusion ils nous amènent.

Dans l'immense majorité des cas, les malades morts de fièvre urémique présentent des lésions rénales appréciables, soit à l'œil nu, soit au microscope.

De plus, on ne peut contester une certaine analogie de symptômes entre la fièvre urémique et les phases avancées de la néphrite interstitielle et surtout de la néphrite suppurative, qui surviennent en dehors des affections des voies urinaires.

Toutefois, la science compte un certain nombre de faits négatifs, dans lesquels les reins ont été trouvés parfaitement sains à l'autopsie, bien que le sujet eût présenté des accès multiples. Il n'est pas rare non plus d'observer la fièvre urémique à la suite d'un simple cathétérisme, alors que la vessie et les reins sont intacts, et qu'il n'existe, d'autre part, aucune blessure de l'urèthre permettant d'admettre une résorption de l'urine. Des cas de mort ont même été signalés, dans les conditions précédentes, consécutivement aux accès fébriles. Il semble donc difficile de se refuser à admettre, quelquefois au moins, l'intervention d'un autre élément dans la production de la fièvre.

Pour M. Malherbe, qui reproduit à peu près les opinions de Dolbeau, la fièvre urémique a toujours pour point de départ une lésion de l'un des reins ou de tous deux à la fois ; mais cette lésion est matérielle ou fonctionnelle, permanente ou passagère, et peut n'être qu'une simple congestion. Pour cet auteur, les symptômes de la fièvre sont de deux ordres : les uns, souvent peu mar-

(1) MALHERBE, *De la Fièvre dans les maladies des voies urinaires*. Thèse de Paris, 1872.

(2) GIRARD, *Résorption urineuse et urémie dans les maladies des voies urinaires*. Thèse de Paris, 1873.

(3) LAPEYRONIE, *Essai sur les néphrites consécutives au cathétérisme*. Thèse de Paris, 1873.

(4) ZAMBIANCHI, *Contribution à l'étude de l'hypertrophie de la prostate*. Thèse de Paris, 1875.

qués, dépendent de la congestion ou de l'inflammation rénale ;
les autres, de beaucoup prépondérants, sont dus au trouble fonc-
tionnel, à l'arrêt de sécrétion. D'ailleurs M. Malherbe admet que,
dans certains cas, le rein se trouve influencé par action réflexe.
Toutefois, le point de départ du réflexe est alors la muqueuse de
l'urèthre ou de la vessie, et non pas les tissus plus profonds ;
il semble nécessaire aussi, pour que cette action se produise,
que l'urèthre et la vessie soient impressionnés par un corps so-
lide et non par un liquide.

Une objection se pose naturellement à cette théorie. Du moment que les accidents sont dus à la rétention des matériaux de
l'urine dans le sang, comment se fait-il que les symptômes de
cette fièvre diffèrent de ceux de l'urémie observée chez les sujets albuminuriques ? Quelques auteurs, et Jaksch en particulier,
ont pensé que l'intoxication, qui suit les affections des voies urinaires, est sous l'influence de l'*ammoniémie*, c'est-à-dire de la
présence du carbonate d'ammoniaque dans le sang, tandis que
chez les albuminuriques il s'agit d'*urémie* vraie, en d'autres termes, d'intoxication par les matériaux de l'urine. Nous ferons remarquer qu'il existe une autre différence encore entre ces deux
formes : c'est que le rein chirurgical, à la période urémique, est
généralement farci de petits abcès qui manquent dans la maladie
de Bright.

Tandis que MM. Dolbeau et Malherbe assignent pour cause unique à la fièvre le mauvais fonctionnement des reins, M. Guyon (1)
distingue plusieurs cas. Pour lui, les accidents pernicieux, troubles comateux, cholériformes, vomissements incoercibles, abaissement de la température, dépendent principalement de l'urémie et
de la néphrite suppurée. Mais c'est à la résorption urineuse qu'ap-
partiennent les accès de fièvre intermittents ; à elle aussi, quand
elle s'exerce lentement, appartient la fièvre pseudo-continue hec-
tique, avec diarrhée, dyspepsie et quelquefois vomissements, fièvre
qui s'accentue de jour en jour et arrive à 40 degrés au moment
de la mort ; ce sont peut-être les cas que l'on rencontre le plus
souvent dans la stagnation.

M. Jean, qui adopte pleinement les opinions de son maître,
M. Guyon, reconnaît qu'à l'autopsie des sujets qui ont présenté
ces symptômes, on trouve des abcès rénaux. Mais ceux-ci,

____

(1) A. JEAN, *loc. cit.*, p. 87.

ajoute-t-il, ne sont pas la cause de la fièvre ; ils résultent de la stagnation de l'urine, et leur production peut être favorisée, de plus, par l'irritation du canal et de la vessie par la sonde.

Nous n'entendons nullement nier l'influence de l'absorption d'une urine altérée, absorption ayant lieu soit par la vessie, soit par une plaie ; mais nous ne pensons pas qu'il faille lui attribuer, dans la production de la fièvre, un rôle prépondérant.

Remarquons en effet que le contact de l'urine avec les plaies ne donne pas lieu en général à de la fièvre : celle-ci ne s'observe ni après les larges incisions pratiquées en cas d'infiltration d'urine, ni dans les fistules urinaires, ni lors de rupture traumatique de l'urèthre. D'autre part, bien que la vessie malade soit susceptible d'un certain degré d'absorption, on voit des sujets, dans la vessie desquels stagne une urine infecte, et qui cependant n'ont pas de mouvement fébrile. Ces mêmes malades, après être restés longtemps indemnes, sont parfois pris d'une fièvre urineuse qui les emporte, sans que l'état de leur vessie se soit modifié ; c'est que chez eux est intervenu un élément nouveau, la suppuration du rein.

Tous ces motifs ne nous permettent pas d'attribuer la fièvre urémique à l'absorption d'une urine altérée, et nous nous rallions à l'opinion défendue par M. Zambianchi, dans sa thèse (1). Pour nous, les lésions rénales rendent parfaitement compte, tout à la fois des phénomènes d'intoxication urémique et de la forme continue rémittente de la fièvre ; mais elles n'expliquent pas les grands accès avec frisson, chaleur et sueur, accès qu'on voit succéder quelquefois à un simple cathétérisme. Ici l'intervention du système nerveux nous semble fournir la seule explication rationnelle.

Je me souviens d'avoir observé, dans le service de M. Richet, un accès de fièvre urineuse mortel, dans les circonstances suivantes. Il s'agissait d'un homme de 67 ans, atteint d'un rétrécissement de l'urèthre, consécutif à une chute sur le périnée. Cet accident s'était produit 4 mois auparavant ; il avait été suivi d'une infiltration d'urine, et celle-ci avait nécessité une intervention chirurgicale, et avait eu pour conséquence une fistule urinaire. L'uréthrotomie interne fut pratiquée chez cet homme, sans incident particulier. Mais le malade était à peine retourné à son lit, qu'il fut pris de frissonnements ; bientôt éclata un vrai frisson,

(1) *Loc. cit.*, p. 22.

qui dura une heure et demie, et auquel succéda un coma. Quelques secousses agitèrent les membres supérieur et inférieur du côté droit, tandis que la moitié gauche de la face était paralysée. Enfin la mort survint 6 heures après l'opération.

A l'autopsie, nous ne rencontrâmes aucune lésion susceptible d'expliquer la mort. Les reins étaient parfaitement sains; toutefois les bassinets présentaient, vers l'origine des uretères, des taches ecchymotiques; et des taches semblables se remarquaient dans la vessie, dont les parois étaient épaissies. Quant aux autres viscères, on n'y découvrait aucune lésion.

Comment expliquer la mort dans ce cas? Il n'est pas possible de l'attribuer aux reins, qui étaient exempts de toute altération. S'agissait-il de l'absorption de l'urine par la plaie opératoire? Remarquons que ce même sujet avait eu précédemment une infiltration d'urine, que des incisions avaient été pratiquées pour ce motif, que l'une d'elles était restée fistuleuse; et cependant aucun accident fébrile n'était survenu à ce moment. D'autre part, son urine était peu modifiée, la muqueuse vésicale elle-même n'étant pas notablement altérée.

Pour nous, l'élément nouveau qui est intervenu et a amené la terminaison fatale, est le traumatisme porté sur le canal de l'urèthre. Sous l'influence de l'irritation partie de la muqueuse uréthro-vésicale, le système nerveux central a réagi avec violence, et son activité morbide s'est traduite par l'accès fébrile et par les phénomènes de collapsus.

Pour que de semblables faits se produisent, il faut évidemment que les sujets présentent une susceptibilité spéciale. Par une prédisposition du même genre, on voit le tétanos frapper certains malades, souvent à la suite de blessures légères, qui chez d'autres auraient guéri sans le moindre accident.

Il faut ajouter que l'action réflexe partie de la muqueuse uréthrale a en même temps pour résultat de déterminer une congestion intense portant sur l'ensemble de l'appareil urinaire, reins et vessie. Si les reins sont sains, et que le malade ne succombe pas pendant le frisson, l'accès peut passer sans laisser de traces. Mais si les reins sont déjà altérés, la congestion qui les envahit a pour effet de donner un coup de fouet à l'affection existante.

C'est dans ce cas qu'on peut voir une néphrite interstitielle chronique se transformer rapidement en néphrite suppurée. Alors, l'accès passé, la température reste élevée, et la fièvre prend la forme continue; celle-ci affecte d'ailleurs une grande irrégularité, et elle est coupée à certains moments par des frissons, qui semblent attester l'intervention périodique de l'élément nerveux.

Tout porte à croire que les altérations antérieures du rein créent pour le système nerveux une susceptibilité spéciale; de sorte que les opérations pratiquées sur les voies urinaires, et même le cathétérisme, amènent facilement des accès fébriles chez les individus porteurs de ces lésions, tandis que le même résultat est plus rare chez ceux qui en sont indemnes. Comme, d'autre part, les accidents de cette nature ont des conséquences infiniment plus graves chez les sujets atteints d'une affection rénale, on comprend toute l'importance qu'il faut attacher à l'état du rein, relativement au pronostic d'une intervention chirurgicale sur l'appareil urinaire.

Nous ne pouvons quitter ce sujet sans dire un mot d'un trouble d'une nature différente, que détermine, dans certains cas, le cathétérisme. Supposons que l'on se trouve en présence d'un malade atteint d'une hypertrophie prostatique, par exemple, et qui depuis fort longtemps n'urine plus que par regorgement. Chez lui, la vessie est continuellement distendue par l'urine ; les reins eux-mêmes subissent une pression incessante de la part du liquide, qui remplit les uretères et les bassinets.

Vient-on à vider brusquement et complétement une semblable vessie, soit par l'introduction d'une sonde, soit par une ponction ? Ainsi que le faisait remarquer Leroy d'Étiolles dans une note à l'Académie de médecine en 1856, cette déplétion subite produit l'effet d'un vide ou d'une ventouse. La conséquence de ce changement de pression est une congestion intense de la vessie et des reins, à tel point que les capillaires se rompent, et qu'à un certain moment de l'évacuation l'urine prend une teinte rosée; quelquefois même le sang vient tout clair.

Ici encore, l'état dans lequel cette congestion surprend les organes urinaires joue un rôle capital. Si les reins ne sont pas malades, ou s'ils sont peu altérés, le rétablissement de la miction a pour résultat de faire cesser les accidents et les troubles provoqués par la rétention, sans que la congestion passagère, que nous avons signalée, laisse après elle des traces durables.

Mais si la rétention d'urine persiste depuis des mois et des années, si elle est arrivée à constituer, sinon l'état normal, du moins l'état habituel du sujet; si, enfin, les reins présentent des altérations notables, le brusque changement apporté dans tout ce système ne manquera pas d'avoir des conséquences sérieuses. La réaction inflammatoire sera d'autant plus violente que la distension mécanique était plus ancienne et plus forte, que les lésions rénales sont plus avancées, et que l'organisme a conservé moins de résistance vitale.

Ainsi s'expliquent les accidents, parfois très-graves, qui éclatent dans certains cas à la suite de l'évacuation de la vessie, même au moyen de la ponction capillaire, alors qu'aucun instrument ne s'est trouvé en contact avec le canal de l'urèthre. Il est important dans la pratique de tenir compte de ces faits ; ils commandent certaines précautions et obligent le chirurgien à une conduite spéciale. Nous allons rapidement passer en revue les indications thérapeutiques qui en découlent, ainsi que celles qui résultent des complications rénales en général.

Indications thérapeutiques.

Les détails, dans lesquels nous sommes entré, montrent combien est incertain le diagnostic des lésions rénales consécutives à la rétention d'urine, et font prévoir les hésitations qu'éprouvera quelquefois le chirurgien. Pour agir efficacement sur l'affection du rein, il devra avant tout s'attaquer à sa cause, c'est-à-dire à la rétention d'urine ; mais ce traitement lui-même exigera des précautions et comportera des indications spéciales, auxquelles il sera d'autant plus difficile de satisfaire que l'on sera moins exactement fixé sur l'état du rein.

Indépendamment de ce traitement de la cause, sur lequel nous allons revenir, il importe de ne pas négliger l'état général du malade, et de lutter, dans la limite de nos moyens, contre la néphrite et ses funestes conséquences. Le quinquina, le fer, s'il est supporté, seront prescrits ; le lait pourra rendre de grands services et aider à soutenir les forces du malade, en même temps qu'il agira par ses propriétés diurétiques ; l'appétit sera entretenu par des boissons amères de gentiane, d'écorce d'orange, etc.

Si l'on craint ou si l'on constate l'apparition d'accidents urémiques, on emploiera les diurétiques, les sudorifiques et des purgatifs appropriés et suffisamment répétés. En présence d'une néphrite très-aiguë, accompagnée de frissons intenses, il semble que le sulfate de quinine doive être administré, soit par la bouche, soit en injections sous-cutanées d'une solution au $\frac{1}{10}$ ou au $\frac{1}{5}$; pourtant il faut reconnaître que son utilité, dans ces circonstances, est fort contestable. De toute manière, on luttera contre les douleurs locales par l'application de ventouses sèches et de sinapismes, et par l'usage de bains tièdes. Si des frissons surviennent, on favorisera le troisième stade par des diaphorétiques et des boissons chaudes; on réchauffera le malade par les moyens externes, on lui prescrira une potion de Todd ou du thé au rhum; en cas de vomissements, on lui fera prendre de la glace à l'intérieur.

D'un autre côté, l'on combattra l'inflammation de la vessie par des lavages de cet organe avec des solutions alcoolisées ou antiseptiques. En même temps, on cherchera à rendre à l'urine son acidité naturelle par l'emploi de boissons acidules, notamment l'acide chlorhydrique administré dans un liquide mucilagineux. M. Gosselin recommande, contre la cystite suppurée, l'acide benzoïque à l'intérieur à la dose de 1 gramme et plus; l'acide salicylique a produit aussi de bons résultats dans cette affection.

Mais le traitement principal, celui sur lequel nous insisterons particulièrement, est le traitement de la cause. Or, les causes les plus habituelles de la rétention d'urine sont les rétrécissements de l'urèthre et l'hypertrophie de la prostate. Étudions la conduite à tenir dans l'un et l'autre cas.

S'il s'agit d'un rétrécissement de l'urèthre, il est incontestable qu'il faut rétablir le calibre normal du canal; mais la question est de savoir quelle méthode de traitement l'on suivra. Si l'on est en droit de supposer que les lésions rénales sont peu avancées, si d'ailleurs le malade supporte sans accidents l'introduction des bougies dans l'urèthre, le chirurgien pourra employer, suivant la nature du rétrécissement, la dilatation progressive ou le traitement chirurgical.

Mais il est des malades, chez qui le passage journalier d'une sonde dans le canal détermine de la fièvre et des accidents graves. Nous avons déjà dit que, selon nous, dans la grande majorité des cas, on se trouve alors en présence d'une néphrite, et ordinairement d'une néphrite suppurée. Quand la fièvre éclate dans ces conditions, on se voit obligé d'interrompre les manœuvres et d'abandonner pendant un certain temps la maladie primitive à son cours naturel. Toutefois cette abstention ne pourra pas être de longue durée, parce qu'il est urgent de triompher du rétrécissement, pour faire cesser la rétention d'urine.

Évidemment il ne serait pas prudent de reprendre une méthode de traitement qui, une première fois, a donné de fâcheux résultats. Il est commandé d'éviter, autant que possible, l'introduction répétée de bougies ou d'instruments dans le canal, surtout si le cathétérisme est entouré de difficultés, et si l'on doit tâtonner longtemps avant de pénétrer dans la vessie.

Pour diriger sa conduite, il importe de se rappeler que certains malades, qui ne supportent pas un cathétérisme répété, tolèrent, sans le moindre accident, une sonde à demeure; tandis que chez d'autres on observe le phénomène précisément inverse. Si donc le rétrécissement n'est pas trop serré pour permettre l'introduction d'une sonde d'un calibre qui suffise à l'écoulement de l'urine, on fixera cette sonde à demeure, se réservant de la remplacer au bout de quelques jours par une sonde de plus fort diamètre.

Mais il n'est pas rare de voir éclater les accidents à une période où cette manœuvre n'est pas possible, et où l'urèthre ne laisse passer encore qu'une fine bougie. L'expérience a prouvé que dans ces cas il y a avantage, d'une façon générale, à obtenir rapidement la dilatation du rétrécissement, même au prix d'une opération chirurgicale. L'organisme supporte d'ordinaire mieux ce traumatisme que l'introduction sans cesse répétée des bougies.

Pour ce qui concerne la méthode chirurgicale à employer, les avis sont très-partagés. Toutefois, les procédés qui aujourd'hui sont à peu près seuls en usage, se divisent en trois groupes : ceux qui incisent le rétrécissement de dedans en dehors (*uréthrotomie interne*), ceux qui l'incisent de dehors en dedans (*uréthrotomie externe*), et ceux qui le font éclater (*dilatation brusque*). Pour notre compte personnel, nous donnons la préférence à un instrument qui agit suivant ce dernier mécanisme, le *divulseur de Voillemier*.

A la suite de l'opération, on fixera à demeure, dans le canal, une sonde de fort calibre; alors on verra cesser la plupart du temps les accès de fièvre, la température s'abaissera progressivement, les autres accidents diminueront et finiront par disparaître. Ce résultat favorable sera dû, avant tout, au rétablissement du cours de l'urine.

En effet, le fonctionnement des reins ne sera plus entravé par la pression de l'urine, et celle-ci cessera d'exercer, au niveau du point rétréci, une irritation toujours renaissante. En même temps, la vessie reprendra ses fonctions normales; sa muqueuse ne sera

plus en contact permanent avec une urine altérée, qui entretenait
son inflammation, et la cystite pourra s'éteindre progressivement.
Enfin, les urines elles-mêmes, par suite de la guérison du catarrhe
vésical, changeront de caractère, s'éclairciront et perdront leur
alcalinité. En conséquence, elles se dépouilleront des propriétés
qui font plus particulièrement redouter leur absorption, tandis que
d'autre part la muqueuse vésicale aura recouvré son imperméabilité.

Évidemment, pour que l'affection suive ce cours favorable, il
faut que le malade ait traversé préalablement une période qui
n'est pas exempte de dangers ; je veux parler de l'opération et de
ses suites immédiates. Mais c'est là un inconvénient qu'il n'est pas
possible d'éviter, et qui résulte de l'état même dans lequel se
trouve le sujet.

Il est incontestable que le seul traitement rationnel, capable de
lutter contre les accidents dont nous nous occupons, est celui qui
s'adressera à leur cause, c'est-à-dire à la rétention d'urine. On ne
peut songer, si ce n'est comme moyen palliatif et momentané, à
faire dans la vessie des ponctions capillaires répétées; tôt ou tard
on sera obligé de s'attaquer au rétrécissement. Or, comme celui-
ci ne supporte pas un cathétérisme multiplié, la méthode de la
dilatation temporaire ne saurait donner aucun résultat, et il est
nécessaire d'employer une méthode rapide, quelle que soit d'ailleurs celle que l'on préfère.

Nous conseillons aussi cette méthode, lors même que le passage
des sondes ne détermine aucun accident, dans les cas où l'état
des reins semble commander un prompt rétablissement du cours
de l'urine, et où un traitement d'une certaine durée risquerait de
laisser progresser la néphrite d'une façon assez grave pour enlever le malade.

Telle est, en résumé, la conduite que nous conseillons en présence des accidents rénaux survenus pendant le cours d'un
rétrécissement de l'urèthre.

Les mêmes principes généraux guideront le chirurgien s'il
s'agissait d'une hypertrophie de la prostate. Ici encore l'indication
fondamentale est d'assurer le libre écoulement de l'urine, et l'on
n'y parviendra qu'en pratiquant un cathétérisme répété ou en
fixant une sonde à demeure; l'on ne saurait en effet ériger en
méthode la ponction capillaire de la vessie, moyen essentiellement
palliatif.

Il est des sujets qui supportent facilement un cathétérisme

répété, et c'est alors à cette méthode que l'on devra donner la préférence. Il est positif, en effet, que la sonde à demeure, outre qu'elle est gênante pour le malade, peut provoquer l'inflammation de la vessie et du canal de l'urèthre, et même amener la rupture du réservoir et des troubles généraux graves.

Mais M. Mercier a beaucoup exagéré les accidents dus à cette cause, et nous croyons fermement, avec Civiale, qu'ils sont souvent le résultat d'une application défectueuse ou inopportune. Assurément nous ne conseillons pas l'usage de la sonde à demeure comme méthode générale, mais il y a des cas où cet usage est indiqué, où même il s'impose.

D'une part, si le cathétérisme est entouré de difficultés, si l'on doit tâtonner longtemps avant de pénétrer dans la vessie, si l'on est exposé à ne pas réussir, l'hésitation n'est guère permise : c'est à la sonde à demeure que l'on donnera la préférence. D'autre part, certains malades, même après avoir bien supporté pendant quelque temps le cathétérisme journalier, sont pris à un moment d'accidents fébriles et de troubles généraux, dont il faut rechercher la cause dans le passage répété de la sonde. Fixez chez eux une sonde à demeure : vous verrez la plupart du temps s'amender au bout de quelques jours les symptômes inquiétants.

Les susceptibilités individuelles des sujets sur ce point sont essentiellement variables. Tel autre individu ne pourra tolérer une sonde à demeure sans être pris de vives douleurs, de cystite, de fièvre, en un mot, d'accidents qui obligeront le chirurgien à interrompre ce mode de traitement; tandis qu'au contraire le cathétérisme quotidien ne provoquera pas chez lui le moindre trouble, lors même qu'il sera répété plusieurs fois par jour et pendant des années.

Il y a donc sur ce point une étude à faire pour chaque cas particulier, et on ne saurait fixer à l'avance des règles absolues, dont on ne tarderait pas à s'écarter par nécessité. Il faut savoir encore que parfois la sonde à demeure, d'abord intolérable, devient supportable à la longue; enfin que chez certains malades le cathétérisme répété et la sonde à demeure déterminent également des accidents. S'il en est ainsi, les ponctions capillaires de la vessie pourront bien rendre des services temporaires, mais elles ne tireront pas d'embarras le chirurgien placé entre une intervention périlleuse et une inaction à peu près impossible.

En traitant de la symptomatologie, nous avons parlé des accidents qui peuvent suivre l'évacuation de la vessie dans le cas où celle-ci est fortement distendue depuis un temps très-prolongé. Comment faire pour éviter ces accidents? Avant tout, il est indiqué de ne pas troubler brusquement l'équilibre qui a fini par s'établir, et par conséquent de ne pas évacuer d'un seul coup tout le liquide accumulé dans la vessie. De cette manière on permet à cet organe et aux reins de s'habituer peu à peu à la diminution de la pression à laquelle ils sont soumis, et de reprendre progressivement leurs fonctions normales.

Il sera prudent de se servir d'une sonde de moyen calibre, afin d'éviter une déplétion trop rapide du viscère. Si la vessie renferme trois litres de liquide, on commencera par n'évacuer qu'un litre; puis au bout de quelques heures on tentera une nouvelle intervention analogue. En répétant ainsi le cathétérisme d'une façon périodique, sans rien brusquer, on aura des chances d'éviter l'explosion de la néphrite et de la cystite.

Thompson donne à ce sujet les préceptes suivants : « Le chirurgien commencera son traitement en n'enlevant qu'une partie de l'urine, qui n'excède pas la moitié du contenu de la vessie distendue. Puis, dans le cours de deux ou trois semaines, il augmentera peu à peu, et accoutumera lentement à leur nouvel état les tuniques inertes de l'organe, jusqu'à ce qu'il arrive à le vider en entier. Mais, en procédant ainsi, il doit agir avec circonspection, en veillant sur les symptômes, en faisant tout son possible pour fortifier le malade, en améliorant ses organes digestifs; il lui donnera une nourriture aussi substantielle qu'il pourra la digérer, avec autant de toniques et de stimulants que le besoin s'en fera sentir. »

Il faut ajouter que l'état général du malade aura une grande importance. Des précautions plus grandes seront nécessaires chez un vieillard, chez un sujet déjà affaibli, soit par l'affection des voies urinaires dont il est atteint, soit par une maladie antérieure. Si l'on pouvait connaître exactement l'état des reins et leur degré de dilatation mécanique, on aurait là un élément précieux au point de vue du pronostic. Malheureusement, ainsi que le constate Thompson, dans l'état actuel de nos connaissances, nous ne possédons aucun signe capable de nous faire arriver à cette appréciation.

Cette incertitude du diagnostic des complications rénales a de graves conséquences encore, relativement aux opérations dirigées contre les calculs vésicaux. On sait que la présence des calculs irrite la muqueuse vésicale, et qu'il n'est pas rare de voir l'inflammation se propager aux reins. Or, en cas de néphrite, et surtout de néphrite suppurée, les opérations pratiquées pour enlever les calculs acquièrent une gravité spéciale.

Faut-il, dans ces conditions, recourir à la taille ou à la lithotritie ? Est-il préférable de s'abstenir de toute intervention, en présence des dangers qu'une opération ferait courir au malade? Il est bien difficile de répondre à ces questions, d'autant plus que par la non-intervention on abandonne le patient à une mort à peu près certaine à plus ou moins brève échéance, et que nous n'avons jamais de notion bien précise sur les lésions rénales.

Thompson exprime son opinion en ces termes (1) : « Si, dans un cas donné, je pouvais reconnaître avec certitude qu'un malade portant une pierre volumineuse présentât en même temps l'état de dilatation des uretères et des reins, je lui donnerais le conseil de ne laisser pratiquer aucune opération, et je me contenterais de faire tout mon possible pour prolonger son existence en palliant, dans la mesure du possible, ses souffrances. »

Mais il arrive que le malade demande avec persistance qu'on lui supprime à tout prix des douleurs devenues intolérables. Pouvons-nous, dans ce cas, lui refuser le secours chirurgical ?

Lorsque le calcul est de faible volume, gros comme une petite noix, dit Thompson, la lithotritie *bien faite* offre peu de dangers, quel que soit l'état des reins. S'il s'agit d'un calcul même assez volumineux, pourvu qu'il soit de consistance friable, et s'il existe une altération invétérée des reins avec débilitation générale, s'il y a une opération qui puisse offrir quelque chance de succès, c'est, pour Thompson, la lithotritie ; car, dans un tel cas, la taille expose à une mort certaine.

Il est vrai que des chirurgiens autorisés ont soutenu que, lorsqu'il existe une affection rénale, il est préférable de recourir à une opération qui supprime le calcul d'un seul coup, c'est-à-dire à la taille. Mais cette proposition, vraie incontestablement il y a trente ans, n'est plus vraie maintenant que la valeur relative des deux méthodes opératoires, taille et lithotritie, a été si profondément modifiée. L'opération de la taille avait déjà acquis, avant l'invention de la lithotritie, le degré de perfection qu'elle présente aujourd'hui. Au contraire, le perfectionnement de la lithotritie

---

(1) Sir Henry THOMPSON, *Leçons cliniques sur les maladies des voies urinaires.* Traduction de Jude Hue et F. Gignoux. Paris, 1874, p. 360.

s'est fait progressivement dans le cours des cinquante dernières années.

Aussi la proposition relative aux complications rénales, parfaitement fondée autrefois, a perdu sa raison d'être, à condition toutefois que la lithotritie soit pratiquée soigneusement par une main habile et expérimentée. En dehors de ces conditions, mieux vaut assurément la taille ; car il ne faut pas perdre de vue qu'un jeune chirurgien pourra, au début de sa carrière, pratiquer admirablement la taille, tandis qu'il lui faudra une expérience consommée pour arriver à bien faire la lithotritie.

Nancy, impr. Berger-Levrault et Cie.

9 782019 271466